Sherif Salah

Polimerazy DNA do leczenia pacjentów

Sherif Salah

Polimerazy DNA do leczenia pacjentów

ze stwardnieniem rozsianym

Wydawnictwo Bezkresy Wiedzy

Imprint
Any brand names and product names mentioned in this book are subject to trademark, brand or patent protection and are trademarks or registered trademarks of their respective holders. The use of brand names, product names, common names, trade names, product descriptions etc. even without a particular marking in this work is in no way to be construed to mean that such names may be regarded as unrestricted in respect of trademark and brand protection legislation and could thus be used by anyone.

Cover image: www.ingimage.com

This book is a translation from the original published under ISBN 978-3-330-65062-6.

Publisher:
Wydawnictwo Bezkresy Wiedzy
is a trademark of
Dodo Books Indian Ocean Ltd., member of the OmniScriptum S.R.L Publishing group
str. A.Russo 15, of. 61, Chisinau-2068, Republic of Moldova Europe
Printed at: see last page
ISBN: 978-620-2-44755-3

Polimerazy DNA Do leczenia pacjentów Ze stwardnieniem rozsianym (Sclerosis Multiple)

Dr. Sherif Salah

Celem tej książki jest opracowanie nowego podejścia do leczenia stwardnienia rozsianego (MS). Obecnie dostępne leki stosowane w leczeniu nawracających chorób przenoszonych przez państwa członkowskie są w stanie spowalniać postęp choroby i poprawiać intensywność nawrotu choroby, ale ich skuteczność jest ograniczona i nie mają one wpływu na pewną część pacjentów, zwłaszcza tych cierpiących na postępujące choroby przenoszone przez państwa członkowskie, które nie stosują skutecznej terapii. Niniejsze badanie w tej książce oferuje nowe podejście farmakologiczne wykorzystujące specyficzny typ polimerazy DNA (określany jako SS6) jako potencjalne leczenie SM.

Spis treści

TABELA SKRÓTÓW

Skrót Znaczenie

ARR Annualizując umorzenie umorzenia
BBB Blood Brain Bariera Mózgowa
CFA Kompletny adiuwant Freunda
C entralny układ nerwowy OUN
DNA Kwas Doksylowo-Ribonukleinowy
Płyn mózgowo-rdzeniowy płynu mózgowo-rdzeniowego
CSF
Eksperymentalne autoimmunologiczne zapalenie mózgu EAE
Eksperymentalne autoimmunologiczne zapalenie neuronów EAN
Wirusy EBV Epstein-Barr
EDSS Rozszerzona skala stanu niepełnosprawności
Test immunosorbcji połączonej z enzymem ELISA
FITC Etykietowanie fluorescencyjne Fibrynogenu
HHV-6 Human Herpes Viruses
MSSS Score Sclerosis Multiple Severity Score
Białko MO G Myelin Oligodentrocyte
MS Stwardnienie rozsiane (Sclerosis Multiple)
Obrazowanie rezonansem magnetycznym MRI
Inhibitor Enzymu Inhibitora Plasminogenu PAI-1
PBS Bufor fosforanowy Roztwór buforowy
Reakcje łańcuchowe polimerazy PCR
PP Primary Progressive
RR Remontowanie RR
SP drugorzędny progresywny
TNF Czynnik nekrotyczny nowotworu
Tkanka t-PA Enzym Aktywatora Plasminogenu
Wirusy VZV Varicella Zoster

Streszczenie

Streszczenie

Stwardnienie rozsiane (MS) jest złożoną zapalną chorobą demielinizacyjną ośrodkowego układu nerwowego (OUN) o podłożu genetycznym i środowiskowym. W ostatnich latach coraz więcej dowodów wskazuje na potencjalną rolę fibrynolizy w patogenezie SM. Na podstawie hipotez opisujących agresywne odpowiedzi autoimmunologiczne obserwowane u chorych na MS, będące wynikiem zaburzeń pomiędzy (t-PA i PA1-1), które są kluczowymi cząsteczkami zarówno w fibrynolizy, jak i proteolizy pozakomórkowej. **Cel** pracy**:** Celem pracy jest zbadanie potencjału terapeutycznego enzymu polimerazy w modulowaniu zmian zachodzących pomiędzy poziomami tkankowego aktywatora plazminogenu (t-PA) i jego inhibitora (PAI-1) u pacjentów ze stwardnieniem rozsianym. **PATIENCI I METODY:** Badanie pilotażowe przeprowadzono łącznie na 21 pacjentach (17 kobiet, 4 mężczyzn; w wieku 22-46 lat) z demielinizacją sugerującą stwardnienie rozsiane i nieme klinicznie zmiany w mózgu T2 na obrazie rezonansu magnetycznego (MRI). Wszyscy badani pacjenci wykazywali te same objawy kliniczne SM i zgodzili się na nową terapię w postaci podskórnej iniekcji 0,1 cc enzymu polimerazy DNA dwa razy dziennie przez 24 tygodnie. Na początku badania oraz pod koniec terapii poziomy przeciwciał PAI-1, t-PA i anty-MOG IgG w osoczu zostały zmierzone metodą ELISA, a ich wartości wyrażone w ng/mg białkWYNIKI: Wszyscy pacjenci wykazali istotny związek między obniżonym poziomem PAI-1, mianem anty-MOG-IgG i zanikiem odsetka nawrotów zannurzonych (ARR), progresji niepełnosprawności i obrazowania rezonansem magnetycznym (MRI) aktywności. WNIOSEK: Zgodnie z tymi ustaleniami ustaliliśmy, że ta metoda ma promować remyelinację terapeutyczną w państwach członkowskich.

Tło

Co to jest MS?

Stwardnienie rozsiane (MS) jest chorobą ośrodkowego układu nerwowego, w której dochodzi do zniszczenia osłonek mielinowych włókien nerwowych powodujących uszkodzenie mieliny w ośrodkowym układzie nerwowym (OUN) (1), a same włókna nerwowe zakłócają transmisję sygnałów nerwowych pomiędzy mózgiem i rdzeniem kręgowym a innymi częściami ciała, tzn. (2) włókna nerwowe są demielinizowane. Jak dotąd, przyczyna i patofizjologia są słabo poznane. Prawdopodobnie jest to kwestia egzogennie i endogennie modulowanego procesu immunologicznego. Objawy stwardnienia rozsianego są stosunkowo niespecyficzne, na przykład obejmują paraliż spastyczny i inne deficyty ruchowe i sensoryczne (3). Do tej pory nie było możliwe zadowalające leczenie stwardnienia rozsianego; istnieją mocne dowody na to, że SM jest, przynajmniej częściowo, chorobą o podłożu immunologicznym. Istnieje mniej dowodów na to, że SM jest klasyczną chorobą autoimmunologiczną, mimo że wielu autorów stwierdza to w opisie choroby. Pokazujemy dowody potwierdzające i obalające hipotezę autoimmunologiczną (4). Ponadto przedstawiamy alternatywną hipotezę opartą na infekcji wirusowej, aby wyjaśnić patogenezę MS. Choroba ma szczytowe nasilenie między 20 a 40 rokiem życia; może jednak rozwijać się również u dzieci, a ponadto zgłaszano ją u osób powyżej 60 roku życia (5). Państwa członkowskie dotykają kobiet mniej więcej dwa razy częściej niż mężczyzn. SM powoduje wiele objawów neurologicznych i jest główną przyczyną nietraumatycznej niepełnosprawności wśród młodych dorosłych i ma duże oddziaływanie społeczno-ekonomiczne w krajach rozwiniętych. Na podstawie badań epidemiologicznych szacuje się, że w Stanach Zjednoczonych około 400 000 osób ma SM, a co tydzień przybywa 200 nowych przypadków (6). Patogeneza MS pozostaje nieuchwytna i nie było żadnej ostatecznej przyczyny ani skutecznego leczenia. W związku z tym SM można sklasyfikować jako epizodyczną chorobę demielinizacyjną ośrodkowego układu nerwowego.

Teorie wyjaśniają przyczyny państw członkowskich

Czy MS jest chorobą autoimmunologiczną?

Czy MS jest niezdolnością naszych komórek odpornościowych do kontrolowania swoich odruchów, w tym przypadku śmiało stwierdziliśmy, że jest to zaburzenie autoimmunologiczne. Dowody na takie stwierdzenie są jednak słabe i poszlakowe. Zaktualizowaliśmy i zmieniliśmy kryteria określania, czy choroba ma charakter autoimmunologiczny (7). Głównym kryterium danej choroby autoimmunologicznej jest obecność precyzyjnego antygenu auto u wszystkich pacjentów z tą chorobą. Pomimo wielokrotnych prób zidentyfikowania różnych białek, lipidów i gangliozydów w mielinie jako potencjalnych antygenów MS, żadne z nich nie zostało udowodnione ani potwierdzone. Po drugie, podanie autoprzeciwciała (8) lub komórek T wywołuje chorobę autoimmunologiczną u normalnych zwierząt. Podejścia te zostały wypróbowane w modelach zwierzęcych państw członkowskich z kontrastującymi wynikami. Trzecim kryterium jest zdolność do wywoływania zmian chorobowych poprzez uodpornienie zwierząt na odpowiednie autoantygeny (9).

Infekcja wirusowa?

Atrakcyjną hipotezą wyjaśniającą patogenezę immunologiczną SM jest to, że jest ona wywoływana przez czynnik zakaźny. Niektóre dowody wskazują, że wirus ten ma indukowaną etiologię wirusa MS Epstein-Barr (EBV), ludzkiego wirusa opryszczki typu 6 (HHV-6), varicella zoster (VZV) i Chlamydia pneumonia to niektóre z proponowanych czynników zakaźnych u ludzi zamieszkujących państwa członkowskie (10). W wielu badaniach wykazano miano przeciwciał przeciwko szerokiej gamie patogenów u pacjentów z MS, jednak wiele z tych wyników pozostaje samotnych i niepotwierdzonych.

Genetyka?

Chociaż państwo członkowskie nie jest dziedziczne, posiadanie krewnego pierwszego stopnia, takiego jak rodzic lub rodzeństwo z państwem członkowskim, znacznie zwiększa ryzyko rozwoju choroby u danej osoby. Badania wykazały, że istnieje większa częstość występowania niektórych genów w populacjach o wyższych wskaźnikach występowania PC. Wspólny czynnik genetyczny został również stwierdzony w niektórych rodzinach, w których jest więcej niż jedna osoba z państwem członkowskim. Niektórzy badacze twierdzą, że państwo członkowskie rozwija się, ponieważ człowiek rodzi się z genetyczną predyspozycją do reagowania na jakiś czynnik środowiskowy, który po ekspozycji wywołuje odpowiedź immunologiczną. Wyrafinowane nowe techniki identyfikacji genów pomagają odpowiedzieć na pytania dotyczące roli genów w rozwoju państw członkowskich.

Witamina D?

Ludzie, którzy mieszkają bliżej równika, są narażeni na większe ilości światła słonecznego przez cały rok. W rezultacie mają one tendencję do wyższego poziomu naturalnie produkowanej witaminy D, która jest uważana za wspierającą funkcje odpornościowe i może pomóc chronić przed chorobami układu odpornościowego, takimi jak SM. Możliwy związek między SM a narażeniem na światło słoneczne jest obecnie analizowany w finansowanym przez społeczeństwo badaniu epidemiologicznym w Australii.

Wprowadzenie

W ostatnich latach coraz więcej dowodów wskazuje na potencjalną rolę fibrynolizy w patogenezie SM. W szczególności, charakterystyczne zapalenie, ogniskowa demielinizacja (11) i zwyrodnienie aksonalne w MS występują po zaburzeniu bariery krew-mózg (BBB) i wprowadzeniu białek surowicy, w tym fibrynogenu, do OUN (12). Proteoliza pozakomórkowa stanowi silny i nieodwracalny mechanizm modulujący macierz pozakomórkową i przebudowę tkanek, który może wpływać na rozpad BBB (13). Pozakomórkowe enzymy proteolityczne zostały zaangażowane jako ważne czynniki w demielinizacyjnych zaburzeniach neuropozapalnych, takich jak MS. i inhibitory aktywatora plazminogenu (PAI- 1) w patogenezie choroby neurologicznej zostały wcześniej zaproponowane. Hipotezujemy, że narastanie zmian w ludzkim mózgu u chorych na stwardnienie rozsiane wynika z nadmiernego odkładania się fibryny w komórkach nerwowych, które jest odwracalnie oczyszczane za pomocą działania t-PA (14). Zjawisko to można uznać za mechanizm obronny, ale z czasem to odwracalne, ciągłe, dynamiczne działanie powoduje powstawanie przeciwciał przeciwko t-PA, które zakłócają działanie t-PA (15), torując w ten sposób drogę do dodatkowej ekspresji systemu PAI-1. Kluczowymi cząsteczkami w układzie PA są tkankowy aktywator plazminogenu (t- PA) i jego inhibitor (PAI-1) (16). Ze względu na tworzenie się kompleksów t-PA i inhibitorów (np.), potencjał fibrynolityczny w demielinizujących zmianach SM jest znacznie zmniejszony. Zakłada się, że ograniczona dostępność t-PA ze względu na tworzenie się kompleksów t-PA/PAI-1 zmniejsza zdolność receptorów t-PA do produkcji plazmy, co dodatkowo zmniejsza zdolność fibrynolityczną w zmianach MS, co może prowadzić do zwiększonego osadzania się fibryny aksonalnej i neurodegeneracji (17). Z drugiej strony, może stanowić mechanizm usuwania złogów fibryny, które są następnie usuwane poprzez internalizację przez makrofagi. Enzymy systemu aktywatorów plazminogenu/plasminy (PA) uczestniczą zarówno w fibrynolizy, jak i w proteolizy pozakomórkowej. Inhibitor aktywatora plazminogenu (PAI-1) jest silnym inhibitorem fibrynolizy, który działa w regulacji kaskady proteolitycznej okołokomórkowej na bazie plazminy. PAI-1 służy również do regulacji migracji komórek poprzez wiązanie białek macierzy, takich jak witronektyna i heparyna. PAI-1 jest syntetyzowany w komórkach śródbłonka, a jego uwolnienie może być stymulowane przez wystąpienie stanu zapalnego (18). W kolejnych doniesieniach odnotowano wzrost stężenia PAI-1 u pacjentów ze stwardnieniem rozsianym, zapaleniem mózgu, wirusowym zapaleniem opon mózgowych i białaczką. Tkankowy aktywator plazminogenu (t-PA), zarówno neuronowy, jak i kluczowy enzym fibrynolityczny, występuje w dużych stężeniach w demielinizowanych aksonach w zmianach stwardnieniowych rozsianych wraz z osadami fibrynogenu.t-PA występuje również w dużych stężeniach w neuronach, gdzie po aktywacji stwierdzono jego rolę w rozwoju neuronów i przebudowie synaptycznej (19).

Polimeraza DNA

Polimerazy DNA odgrywają kluczową rolę w złożonych procesach, które utrzymują integralność genetyczną. Utrzymanie informacji zawartych w sekwencji genomowej DNA jest niezbędne dla życia. Poza zadaniami in vivo (20), polimerazy DNA są konikami roboczymi w licznych zastosowaniach biotechnologicznych, takich jak reakcja łańcuchowa polimerazy (PCR), klonowanie cDNA, sekwencjonowanie genomu i diagnostyka oparta na kwasach nukleinowych oraz w technikach analizy starożytnego i w inny sposób uszkodzonego DNA (21). Ponadto niektóre choroby są związane z defektami polimerazy DNA, a chemioterapia poprzez hamowanie polimerazy DNA jest wykorzystywana do zwalczania zakażeń HIV, opryszczką i wirusowym zapaleniem wątroby typu B i C. Niedawno byliśmy świadkami odkrycia bogactwa nowych polimerazy DNA w wirusach, bakteriach, archaikach i eukariotach o wyspecjalizowanych właściwościach, których funkcje fizjologiczne dopiero zaczynają być rozumiane (22-24). Książka ta podsumowuje aktualną wiedzę na temat tych fascynujących enzymów. Jest on przeznaczony dla szerokiego grona odbiorców, począwszy od naukowców podstawowych, poprzez laboratoria diagnostyczne, a skończywszy na klinicystach, którzy poszukują lepszego zrozumienia tych fascynujących enzymów. Polimerazy DNA osiągają wysoką wierność replikacji DNA częściowo poprzez sprawdzanie dokładności każdego nukleotydu, który jest włączony, a w przypadku popełnienia błędu. Ważne będzie ustalenie nowych ról polimerazy DNA poza replikacją chromosomów i naprawą w procesach takich jak wzmocnienie regeneracji mieliny w komórkach nerwowych. W niniejszej pracy badano wpływ polimerazy DNA na regulację wahań stężenia PAI-1 i t-PA w próbkach krwi (25) oraz jej odruchów dodatnich na wywoływanie różnic w wynikach MRI, hamujących aktywność chorób układu mięśniowo-szkieletowego, takich jak zdolność do chodzenia. W niniejszej pracy przedstawiono nowe działanie farmakologiczne enzymu polimerazy DNA jako potencjalną interwencję terapeutyczną w leczeniu pacjentów z SM. Reakcje neuroinfarmaceutyczne występujące u chorych na MS skłoniły nas do oceny potencjalnej roli enzymu polimerazy DNA jako czynnika przeciwzapalnego, wykazano, że polimeraza DNA, oprócz jej szybkiego działania piętrzącego, zmniejsza obrzęki doświadczalne u myszy i objawy zapalenia stawów. Ze względu na nowe korzystne działanie polimerazy DNA przeprowadzono szereg badań na zwierzętach i ludziach.

Nasze postulaty

Funkcja sensoryczna i motoryczna mózgu zależy od predyspozycji aktywatorów i tłumików, łączą się one ze sobą w złożonej formie, która wyraża się jako mechanizm trybu bezpiecznego. U niektórych osób pod wpływem czynników zewnętrznych i genetycznych sygnały aktywatorów dominują, podczas gdy tryb wyłączenia został stłumiony przez nasze komórki odpornościowe, aby dać szansę na wyrażenie pierwszego trybu aktywatorów i odwrotnie, ale w tym czasie tryb wyłączenia jest tym, który dominuje, komórki odpornościowe zatrzymają aktywatory, aby dać szansę na wyrażenie trybu wyłączenia. To kwestia wyboru zachowania. Starając się zrozumieć ten mechanizm założyliśmy, że każdy układ enzymatyczny w naszych komórkach wymaga mechanizmu antagonistycznego. Układ plazminogenu tkankowego posiada tkankowe aktywatory plazminogenu i tkankowe inhibitory plazminogenu połączone ze sobą w złożonej formie. W normalnej drodze i kiedy komórki nerwowe rozpoczynają proces sygnalizacji i transmisji komórek kompleks rozdziela uwalniając t-PA w celu aktywacji procesu sygnalizacji i komunikacji komórek, w tym trybie nasze komórki immunologiczne zatrzymują efekt PAI-1 na jakiś czas, aż system przejdzie w tryb wyłączenia. Jeśli jednak system ten zostanie opóźniony w wyniku pewnych czynników stresogennych, działanie trybu wyłączenia zostanie przerwane, a tryb aktywatora będzie działał w sposób ciągły i dynamiczny. Tak długo jak ten proces ma miejsce, enzymy i ich inhibitory są stopniowo uszczuplane. Z pewnością równowaga pomiędzy dwoma przeciwstawnymi mechanizmami utrzymuje się do momentu, w którym komórki nerwowe tracą swój mechanizm obronny, pomimo dodatkowej roli układu odpornościowego, który stara się ograniczać lub pokonywać. Wyniki tego mechanizmu prowadzą do tego, że komórki nerwowe są sterowane tylko przez jeden tryb, którym jest tryb wyłączenia w postaci wysokiego poziomu PAI-1, więc nasze założenie polega na wzmocnieniu enzymu t- PA poprzez mechanizm pośredni PAI-1. W naszym badaniu postawiliśmy hipotezę, że narastanie zmian w mózgu człowieka w stwardnieniu rozsianym jest wynikiem nadmiernego odkładania się fibryny w komórkach nerwowych, które jest odwracalnie oczyszczane za pomocą działania t-PA. Zjawisko to można uznać za mechanizm obronny, ale z czasem to odwracalne, ciągłe, dynamiczne działanie powoduje powstawanie przeciwciał przeciwko t-PA, które zakłócają działanie t-PA, torując drogę do dodatkowej ekspresji dla układu PAI-1. Korzyści kliniczne wynikające z leczenia polimerazą DNA u pacjentów z MS mogą częściowo wynikać ze zdolności polimerazy DNA do kontrolowania interakcji komórka-matryca.

Ten regulacyjny sposób stanowi mechanizm ochronny w usuwaniu złogów fibryny, które nasilają uraz aksonomiczny. W pracy badano wpływ polimerazy DNA na wahania poziomu stężenia PAI-1 i t-PA w próbce krwi badanych pacjentów, a także pozytywny odruch w wywoływaniu różnic w wynikach MRI, hamowaniu aktywności chorób układu mięśniowo-szkieletowego oraz ocenie zmian w objawach MS, takich jak zdolność do chodzenia.

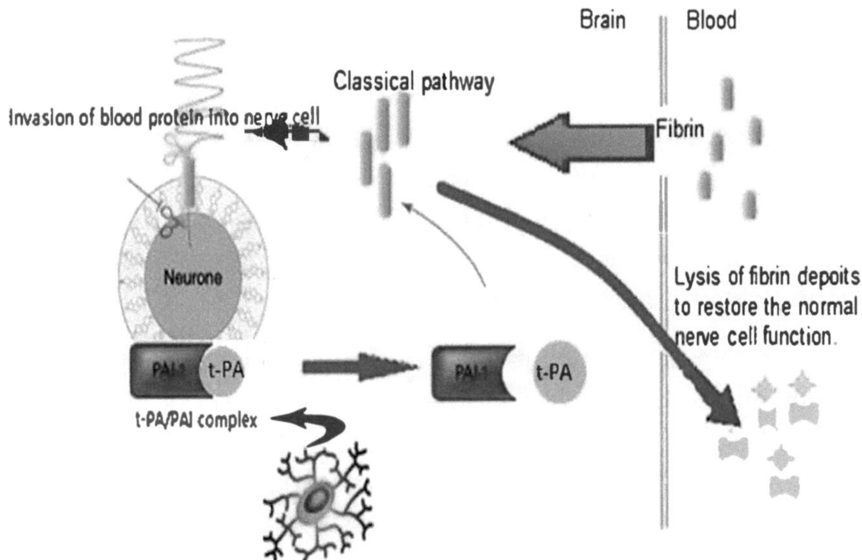

Cascade 1.In normal classical pathway the nerve cell are able to remove and eliminate the fibrin deposition in axon sheath of nerve cell depends on the freely dissociate of t-PA from the complex structure of t-PA & PAI-1 ,according to that the t-PA can activate the plasmin receptors on fibrin leads to lysis it, t-PA can activates the microglia cells to remove the wasted catabolic peptides also t-PA stimulate the T-regulator cell to activate the other immune cells to counter acts all the reminants peptides and pass it out across the blood brain barrier.

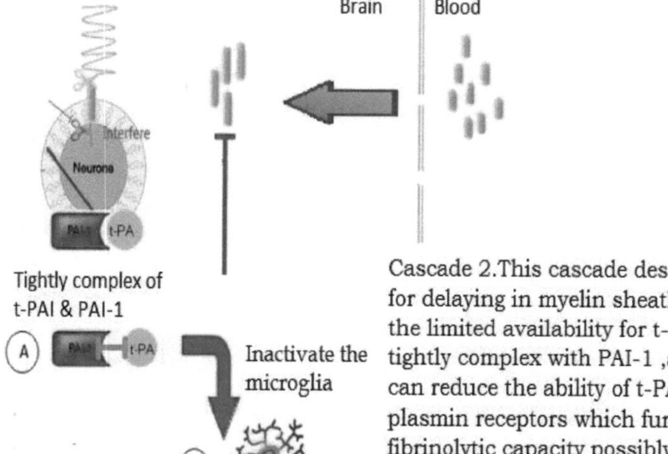

Cascade 2.This cascade describe the main cause for delaying in myelin sheath formation which is the limited availability for t-PA as a result of tightly complex with PAI-1 ,assuming this action can reduce the ability of t-PA to targets the plasmin receptors which further diminishes the fibrinolytic capacity possibly increase axonal fibrin deposits and neurodegeneration

Materiały i metody

1. 1) Zbadać skuteczność polimerazy DNA jako czynnika indukującego dla t-PA Produkcja.

Odczynniki.

A. Oczyszczoną ludzką trombinę otrzymano z Sigma Chemical Co. w postaci liofilizowanej ludzkiej trombiny, a liofilizowany ludzki fibrynogen (St. Louis, MO) w postaci liofilizowanego proszku rozpuszczono w 0,05 M Tris-HCl (pH 7,4) odwirowywanego w 2000 g przez 20 min (40 C°), a supernatant zamrożono w małych porcjach w temperaturze -75 C°.

B. Ludzką plazminę (American Diagnostica Inc., Greenwich, CT) i ludzką a2-antyplasminę (Calbiochem-Novabiochem Corp., La Jolla, CA) odtworzono, odwirowywano przy 2000 g przez 20 min (40 C°) i przechowywano w temperaturze -75 C°.

C. Rekombinowane ludzkie t-PA otrzymano z (Genentech, Inc., South San Francisco, CA) o różnym stężeniu t-PA od 0,05 do 0,2 U/ml.

D. Polimerazę DNA otrzymano z (laboratorium Bio), różne stężenia enzymu (5, 10, 15 jednostek) rozpuszczono w 6 ml PBS.

E. Etykietowanie fluorescencyjne, fibrynogen (10 mg/ml) inkubowano z 1mg/ml FITC (Molecular Probes, Inc., Eugene) z ciągłym mieszaniem przez 1 h w temperaturze 22°C w 0,1 M wodorowęglanie sodu (pH 9,0) i przechowywano w temperaturze -75°C.

F. Osocze bydlęce wzbogacone

Oczyszczone żele fibrynowe powstały w wyniku pipetowania szybko zmieszanego roztworu fibrynogenu (3 mg/ml) i trombiny (1 U/ml) do szklanych probówek kapilarnych (1,5 mm średnicy wewnętrznej). Bufor do polimeryzacji fibryny wynosił 0,05 M Tris-HCl (pH 7,4) z 0,1 M NaCl w celu uzyskania mętnych, gruboziarnistych żeli. Żelom pozwolono na polimeryzację przez ponad 2 h z plazminą jako mechanizmem wewnętrznym,

W tym eksperymencie badano różne stężenia t-PA od 0,02 do 0,2 U/ml i polimerazy DNA 5,10,15 IU, próbkę kontrolną osocza wzbogaconego w bydło, każde stężenie dodawano powyżej oczyszczonego skrzepu fibryny plus plazmina jako czynnik wewnętrzny i pozwalano na inkubację przez 300 s w dobrze wymieszanych warunkach z umiarkowanie silnym mieszaniem przy użyciu małego pojedynczego ostrza.Oczyszczone skrzepy fibryny były lizowane z dodatkiem enzymu t-PA i polimerazy DNA, podczas gdy dodatek osocza wzbogaconego w bydło powodował bardzo powolne tempo lizy. W celu zbadania szybkości rozpuszczania fibryny użyliśmy testu uwalniania fluorescencji przy użyciu żeli gruboziarnistych fibryny znakowanych FITC. Objętość 200, ul. polimeryzującego fibrynogenu (3 mg/ml) zawierającego 0,1 mg/ml FITC-fibrynogenu umieszczono na dnie kuwety i pozostawiono do polimeryzacji na ponad 90 min. w celu utworzenia gruboziarnistego żelu fibrynowego o grubości 2 mm, aby wykryć uwalnianie się fluorescencyjnych produktów degradacji, wzrost intensywności emisji fluorescencji podczas plazminowej degradacji fibryny spowodowany generowaniem ugaszonych fragmentów mierzono w spektrometrze luminescencyjnym w temperaturze pokojowej.

1. 2) α2-antyplasmina jako inhibitory polimerazy DNA

Oczyszczone żele fibrynowe powstały w wyniku pipetowania szybko zmieszanego roztworu fibrynogenu (2 mg/ml) i trombiny (1 U/ml) do szklanych probówek kapilarnych (1,5 mm średnicy wewnętrznej), żel pozostawiono do polimeryzacji na ponad 2 godziny z dodatkiem α2-antyplazmy jako substancji wewnętrznej, następnie dodano nad oczyszczonym skrzepem fibrynowym 0,05 ml polimerazy DNA i pozostawiono do inkubacji na 300 s w dobrze wymieszanych warunkach z umiarkowanie silnym mieszaniem za pomocą małego, pojedynczego łopatki. W celu zbadania szybkości rozpuszczania fibryny, użyliśmy testu uwalniania fluorescencji przy użyciu znakowanych FITC grubych żeli fibrynowych, jak poprzednio. Objętość 100, ul polimeryzującego fibrynogenu (2 mg/ml) zawierającego 0,1 mg/ml FITC-fibrynogenu została umieszczona na dnie kuwety i pozwoliła na polimeryzację przez ponad 90 min. w celu utworzenia grubego żelu fibrynowego o grubości 2 mm w celu wykrycia uwalniania fluorescencyjnych produktów degradacji.

Badania na zwierzętach

Zwierzęta zostały zakupione od (Park Naukowy, Egipt). Myszy transgeniczne zostały opracowane w Transgenic Mice Unit Uniwersytetu Menofiya.

Materiał do iniekcji

Enzym polimerazy DNA dostępny w laboratoriach doświadczalnych jako polimeraza DNA (nazywana SS6) rozpuszczona w PBS w formie fiolki zawiera 6 ml/każdy.

2.1) Przeciwzapalne działanie polimerazy DNA

Badanie działania inhibitorów polimerazy DNA dla kombinacji TNF i Mycobacterium tuberculosis jako inhibitora zapalnego zapalenia stawów. Podskórna iniekcja dla enzymu polimerazy DNA była badana w modelach zwierzęcych w celu zbadania jego działania jako związku przeciwzapalnego. Około 7 z 6-8-krotnych samców myszy jako grupy badanej zostało poddanych wielokrotnym iniekcjom śródskórnym przygotowanej kombinacji TNF-alfa, ludzkiej rekombinowanej na 21 d (Bio vision), odtworzyliśmy ją w H2O do stężenia 0,1-1,0 mg/ml, aby była gotowa do użycia i 2 mg/ml Mycobacterium tuberculosis (Difco). Myszy były codziennie badane w kierunku objawów zapalenia stawów i oceniane w następujący sposób: 0, normalnie; 1, rumień i łagodny obrzęk ograniczony do stawu skokowego lub śródstopia; 2, rumień i łagodny obrzęk rozciągający się od kostki do połowy stopy; 3, rumień i łagodny obrzęk rozciągający się od kostki do stawów śródstopia; 4, rumień i silny obrzęk rozciągający się od kostki do cyfr. Stopień zapalenia stawów został oceniony w następujący sposób: 0, brak objawów zapalenia; 1, łagodne zapalenie błony maziowej; 2, ciężkie zapalenie błony maziowej; 3, ciężkie zapalenie błony maziowej z łagodnym zniszczeniem chrząstki i kości; 4, ciężkie zapalenie błony maziowej z ciężkim zniszczeniem chrząstki i kości, następnie pięć myszy z siedmiu otrzymało 0,01 j.m. polimerazy DNA (określanej jako SS6) dwa razy dziennie przez trzy tygodnie, dwie myszy jako grupa kontrolna nie otrzymały tego zastrzyku.

2.2) Inhibicja aktywności EAN (eksperymentalne autoimmunologiczne zapalenie neuronów).

EAN jest jednym z autoimmunologicznych stanów zapalnych obwodowego układu nerwowego, które prowadzą do wyłączenia zaburzeń motoryki, narządów czuciowych i autonomicznych. W odniesieniu do naszego postulatu, że polimeraza DNA (nazywana SS6) może być stosowana jako narzędzie terapeutyczne, badamy jej rolę w odzyskiwaniu objawów neurologicznych EAN. Około 6 z 6-8 zimnych samców myszy wstrzyknięto rekombinowaną ludzką Myelin Protein Zero (Abcam). 10 µg przy 0,05 mg/ml rozcieńczonym roztworem albuminy bydlęcej (0,5 gm) adiuwantem, wstrzykiwanym podskórnie w opuszki tylnych łap przez 7 dni i podskórnie w plecy od 8 do 22 dnia. Myszy zostały przebadane klinicznie w celu określenia aktywności choroby zgodnie z klinicznym systemem punktacji zdefiniowanym w następujący sposób: 0, w normie; 1, sierść szorstka; 2, dyskietki, słaba przyczepność i lekko ograniczona ruchliwość; 3, łagodny niedowład z zaburzeniami ruchowymi; 4, ciężki niedowład ze znacznym ograniczeniem ruchliwości; 5, tetrapareza z całkowitym unieruchomieniem; 6, zgon, grupa czterech myszy badanych otrzymała 0,01 j.m. polimerazy DNA (określanej jako SS6) dwa razy dziennie, począwszy od wystąpienia objawów neurologicznych, (9 d po uodpornieniu) i kontynuowała przez 22 d , dwie myszy jako grupa kontrolna nie otrzymały tego zastrzyku.

2.3) Odkrycie DNA i jego wpływ na model zwierzęcy EAE.

6 Samice myszy (20-23 g) zostały uodpornione na peptydy oligodendrocytów mielinowych (MOG). Każdej myszy wstrzyknięto w 4 miejsca na plecach, przylegające do każdej z przednich i tylnych kończyn (całkowita objętość 200 ml), 200 mg MOG zemulgowanego 100 ml pełnego adiuwantu Freunda (CFA), raz/d dla 15 d, 4 samice (grupa testowa) wstrzyknięto 0.01 IU polimerazy DNA (określanej jako SS6) SC dwa razy dziennie, począwszy od wystąpienia objawów neurologicznych, (8 d po szczepieniu) i kontynuowane przez 22 d tygodni przed

szczepieniem MOG, 2 samice myszy (grupa kontrolna) nie były szczepione polimerazą DNA. Wszystkie zwierzęta oceniono pod względem neurologicznym w następujący sposób: 1 - obniżony ton ogona; 2- łagodny paraliż kończyny tylnej; 3- umiarkowany paraliż kończyny tylnej; 4 - ciężki paraliż kończyny tylnej. Maksymalne efekty neurologiczne zaobserwowano 10 d po uodpornieniu.

Wyniki

1.1) Polimerazy DNA i t-PA były prawie skuteczne w rozpuszczaniu fibryny. Podobieństwo to może wynikać z autokatalitycznej konwersji Glu-plasminy w Lys-plasminę, która miała nastąpić w trakcie eksperymentu. Badanie to wykazało, że potencjał fibrynolityczny enzymu polimerazy DNA (określanego jako SS6) daje inny stopień szybkości lizy żelu, gdy stosujemy wyższe stężenie polimerazy DNA i szybsze niż t-PA przy wysokim stężeniu, przy zastosowaniu znakowania fluorescencyjnego fibrynogenu do oceny procesu lizy fibryny, przez degradację włókien fibrynowych, FITC na każdym fragmencie są wygaszone z powodu utraty interakcji włókno-fibryla oraz utraty interakcji wewnątrz podjednostki monomeru fibryny .Uwalnianie fluorescencyjnych produktów degradacji z dodaniem 0,05 ml stężenia polimerazy 10 IU DNA do FITC-fibrinogenu wykazało wzrost intensywności emisji fluorescencji podczas procesu plazminowej degradacji fibryny w porównaniu z niższym stopniem emisji fluorescencji przy zastosowaniu 0,05 ml 2,0 ng/ml stężenia t-PA, podczas gdy próbka kontrolna wykazywała minimalną emisję po długiej inkubacji (rys. 1,2).

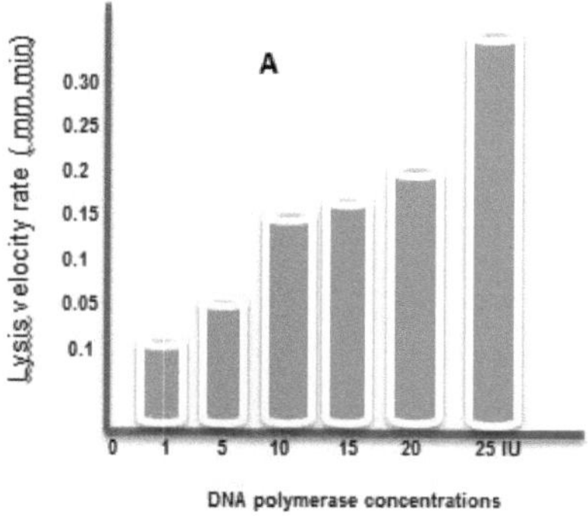

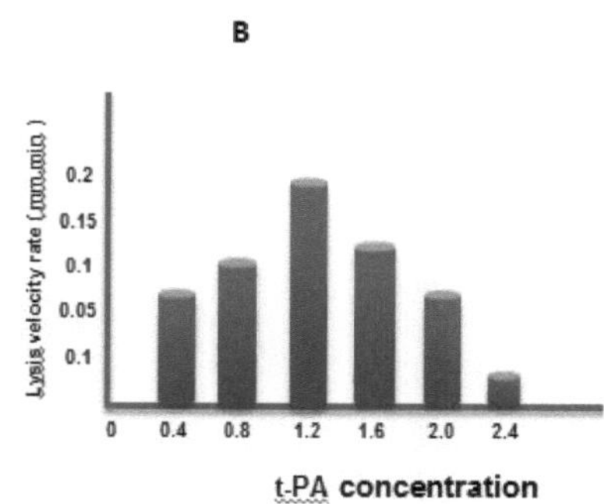

Rysunek 1 W badaniu prędkości lizy żelu fibrynowego dla enzymu polimerazy DNA (określanego jako SS6) i t-PA jako czynników fibrynolitycznych, gdy dodawaliśmy różne stężenia dla obu osobno nad żelem fibrynolitycznym FITC z plazminą 0,1 µM jako czynnikiem wewnętrznym i rejestrując zmiany, rycina A: opisała prędkość enzymu polimerazy DNA na lizy fibrynowej żelu. Rysunek B: Opis prędkości t-PA na lizach fibryny żelowej. Podsumowując, obie liczby wykazały, że polimeraza DNA w niskim stężeniu dawała taki sam wskaźnik prędkości dla lizy fibryny żelowej, podobnie jak wysokie stężenie t-PA. Wyniki te dowodzą, że polimeraza DNA może aktywować proces fibrynolizy szybciej niż enzym t-PA i może być stosowana jako środek pobudzający proces fibrynolizy.

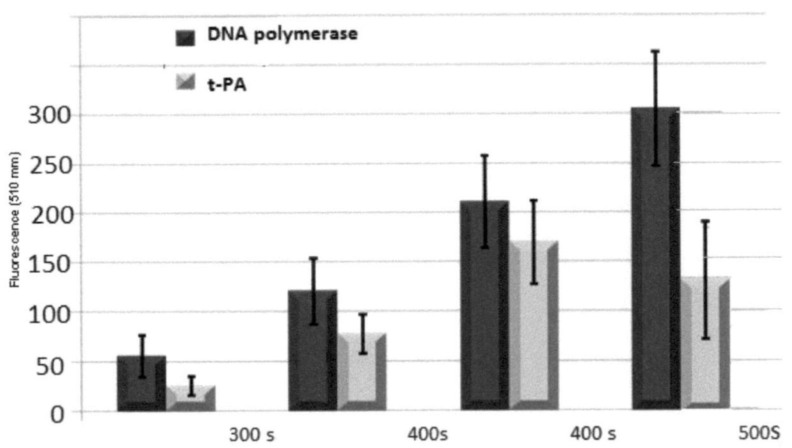

Rys. 2 Uwalnianie fluorescencyjnych produktów degradacji z dodaniem 0,05 ml polimerazy DNA 5, 10,15 IU w różnych stężeniach do FITC-fibrynogenu wykazało bezpośrednią zależność między wzrostem intensywności emisji fluorescencji w procesie degradacji plazmy a wzrostem stężenia polimerazy DNA oraz w porównaniu ze stopniem emisji fluorescencji przy zastosowaniu różnych stężeń t-PA od 0.02 do 0,2 U/ml zaobserwowaliśmy, że zwiększenie stężenia polimerazy DNA bezpośrednio zwiększa stopień emisji fluorescencji, ale odwrotna sytuacja miała miejsce, gdy zwiększyliśmy stężenie t-PA i wyraźnie zmniejszyliśmy ilość emisji fluorescencji.

1.2) inkubować mieszaninę fibrynogenu i trombiny z α2-antyplazminą jako czynnikiem mechanizmu wewnętrznego i dodać polimerazę DNA jako czynnik fibrynolityczny nad nią oraz określić prędkość rozpuszczania fibryny i stopień uwalniania fluorescencyjnych produktów degradacji przy obecności 0.1 i 1,0 MM antyplasminy w fibrynie, dodanie antyplasminy spowolniło tempo lizy fibryny przy stężeniu polimerazy DNA 5,10,15 IU i wyraźnym spadku intensywności emisji fluorescencji w wyniku zatrzymania fluorescencyjnych produktów degradacji (wykres 3) .

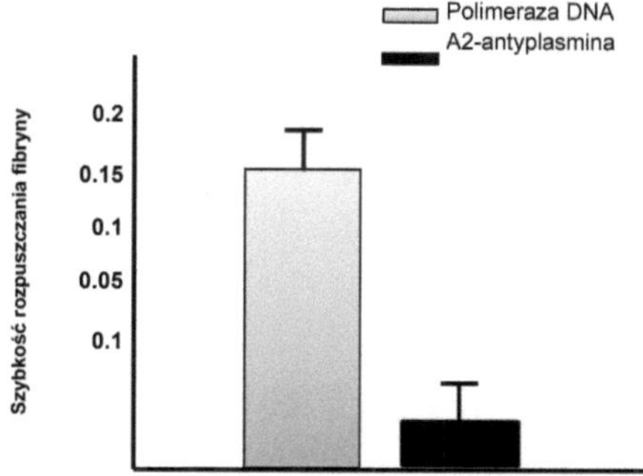

Rys. 3 Wyższe tempo rozpuszczania fibryny zaczęło się stopniowo zwiększać wraz ze wzrostem stężenia polimerazy DNA, gdy dodaliśmy enzym polimerazy DNA do roztworu żelu fibrynowego zawierającego plazminę jako czynnik wewnętrzny i inkubowaliśmy je przez 300 s, ale gdy dodaliśmy 1,0 MM α2-antyplasminę, okazało się, że α2-antyplasmina całkowicie spowolniła rozpuszczanie fibryny. Ta postać i wyniki mogą podnieść polimerazę DNA jako czynnik fibrynolityczny.

Wyniki testów na zwierzętach

2.1) U myszy z grupy badanej w badaniu klinicznym stwierdzono całkowity zanik objawów zapalenia stawów, a po tygodniu od podania TNF-alfa, ludzkiej rekombinowanej iniekcji śródskórnej po dwukrotnym podaniu 0,01 j.m. polimerazy DNA, u myszy z grupy badanej stwierdzono ciężkie zapalenie błony maziowej i obrzęk od kostki do połowy pokarmu. Wyniki te udowodniły, że polimeraza DNA ma działanie przeciwzapalne i może być stosowana jako inhibitor zapalenia stawów; jest to zaskakujący kontrast w stosunku do TNF, który inicjuje i zaostrza zapalenie stawów (ryc. 4).

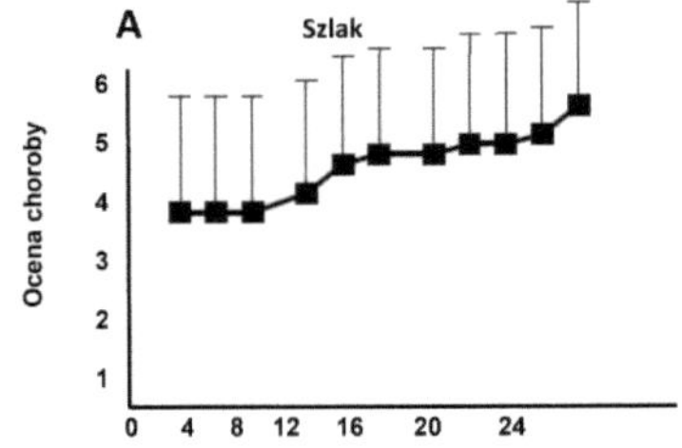

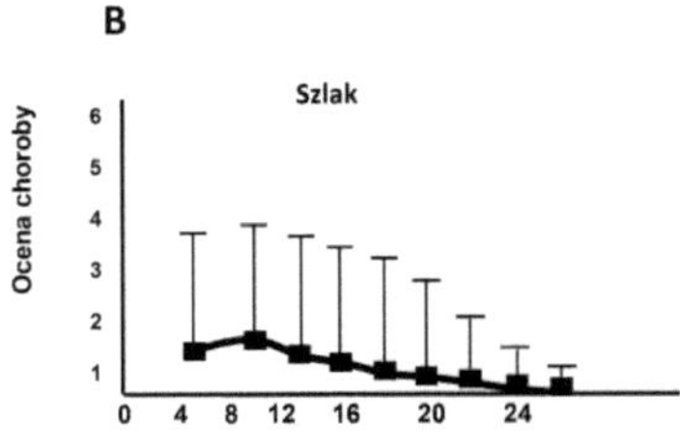

Czas (d) wstrzyknięcia kombinacji TNF& Tuberculosis mycobacterium

Czas d) wstrzyknięcia polimerazy DNA

Rysunek 4. A) kontrolowana grupa myszy, które otrzymywały wielokrotne śródskórne iniekcje preparatu TNF-Tuberculosis mycobacterium w dawce 21 d i nie otrzymywały polimerazy DNA (określanej jako SS6) w ramach interwencji terapeutycznej, stwierdzono zaostrzenie objawów zapalenia stawów pod postacią zapalenia stawów skokowych i obrzęku od kostki do połowy stopy, wynik zapalenia jest skorelowany z czasem trwania iniekcji TNF-Tuberculosis mycobacterium. **Rysunek 4.** (B) Grupa badana, która otrzymała dwa razy 0,01 j.m. polimerazy DNA wykazała, że po tygodniu podskórnych wstrzyknięć w badaniu klinicznym objawy zapalenia stawów uległy radykalnej poprawie, zaobserwowano istotne różnice między tymi dwiema grupami i wykazano, że polimeraza DNA (nazywana SS6) ma działanie przeciwzapalne i może być stosowana jako inhibitor zapalenia stawów, co stanowi zaskakujący kontrast w stosunku do TNF, który inicjuje i zaostrza zapalenie stawów i stan zapalny.

2.2 Polimerazy DNA jako interwencji terapeutycznej w przypadku chorób neurologicznych.

Eksperymentalne autoimmunologiczne zapalenie neuronów (EAN) u myszy może być wywołane przez uodpornienie białkami mieliny, dane o wynikach badań dotyczących nowej funkcji enzymu polimerazy DNA w leczeniu myszy z (EAN) wykazały, że efekt polimerazy DNA (określany jako S6) ma nowy potencjał terapeutyczny w leczeniu zaburzeń neurologicznych. Myszy z grupy badanej wykazywały znaczne obniżenie punktacji neurologicznej, gdy rozpoczynaliśmy podawanie 0,01 IU polimerazy DNA SC dwa razy dziennie przy wystąpieniu objawów neurologicznych, (7 d po uodpornieniu) i całkowitym powrocie do zdrowia w przypadku wszystkich objawów neurologicznych pod koniec 25 d, grupa kontrolna nie wykazywała żadnego obniżenia aktywności EAN (ryc. 5). Nasze doświadczenia stawiają klinicznie istotne pytanie, czy dane te mogą być wykorzystane jako obiecująca koncepcja w terapii stwardnienia rozsianego i innych chorób neurologicznych, zarówno profilaktycznie, jak i terapeutycznie.

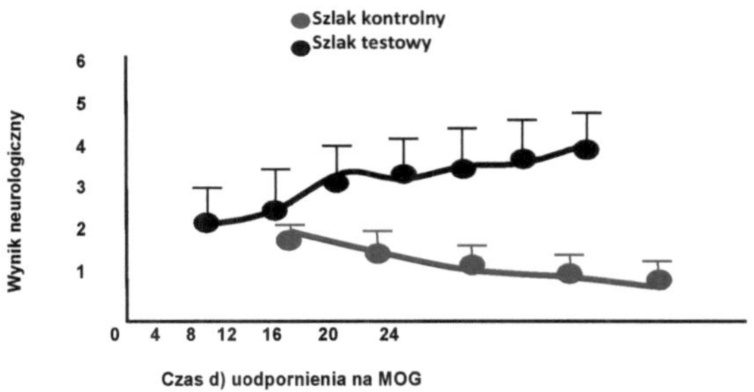

Rycina 5 Wpływ polimerazy DNA na model zwierzęcy EAE, czarna linia opisuje kontrolny szlak myszy, jeśli nie otrzymywały one naszego związku polimerazy DNA (określanego jako SS6) i były uodpornione na 21 d glikoproteiną oligodendrocytów mielinowych (MOG), na początku wystąpienia objawów neurologicznych od 7 dnia obserwowano postęp w ocenie neurologicznej do 4 stopnia w 23 d, niebieska linia opisuje grupę badanych myszy, które otrzymały zastrzyk 0.01 dwa razy dziennie dla polimerazy DNA (określanej jako SS6) jako interwencja terapeutyczna w dniu 7 z protokołu szczepień z MOG , ta grupa testowa wykazała znaczne zmniejszenie neurologiczne wynik stopniowo od dnia 8 do całkowitego powrotu do zdrowia zwierząt w d 22 , wyniki te wskazują, że polimerazy DNA (określany jako SS6) może być również wartość terapeutyczną dla pacjentów MS w zaawansowanym stadium choroby i dla tych, którzy cierpią na postępującą postać MS, który obecnie nie ma dostępnych skutecznych terapii.

2.3) Myszy z grupy badanej wykazywały znaczną redukcję punktacji neurologicznej w porównaniu z grupą kontrolną. Badając wpływ obu polimerazy DNA jako inhibitora objawów EAE pokazujemy, że leczenie polimerazą DNA wyraźnie poprawiło wynik neurologiczny w aktywnym modelu EAE myszy z grupy badanej wykazały wyraźną zmianę w wyniku neurologicznym, gdy rozpoczęliśmy leczenie w momencie wystąpienia objawów, grupa kontrolna nie wykazała żadnego wpływu na zmniejszenie aktywnego modelu EAE. Korzystny wpływ polimerazy DNA w modelu szczura dodatkowo wspiera skuteczność peptydu i jego potencjalną odpowiedniość dla pacjentów z MS. Ponadto stosunkowo szybki powrót do zdrowia zwierząt leczonych w ostrej fazie choroby (7 d po (szczepienie MOG) wskazuje, że polimeraza DNA może mieć również wartość terapeutyczną dla pacjentów z MS w zaawansowanym stadium choroby oraz dla osób cierpiących na postępującą postać MS, która obecnie nie ma dostępnych skutecznych metod leczenia.

Nauka o człowieku

Pacjenci i metody

Dwudziestu jeden pacjentów (17 kobiet, 4 mężczyzn; w wieku 20-46 lat) z demielinizacyjną sugestią SM i klinicznie niemego T2 ważyło. Rezonans magnetyczny ujawnił dwie lub więcej zmian w ośrodkowym układzie nerwowym u wszystkich pacjentów w tym badaniu.

Kryteria włączania pacjentów

Wszyscy ci pacjenci nie byli wcześniej leczeni immunosupresyjnie i żaden z nich nie wykazał laboratoryjnych dowodów na cukrzycę, zaburzenia wątroby, nerek lub metabolizmu, reumatoidalne zapalenie stawów lub inne zapalne choroby neurologiczne. Wszyscy pacjenci spełnili kryteria dla klinicznie określonego SM [Kryteria włączenia]: Pacjent cierpiący na pierwotne lub wtórne postępujące stwardnienie rozsiane z nawrotem, pacjent z wynikiem EDSS [1,0 do 8,0 i ma co najmniej dwie nieme klinicznie zmiany w badaniu MRI ważonym T2, o wielkości co najmniej 3 mm].i wszystkie one były seropozytywne na przeciwciała anty-MOG -IgG. Wykluczyliśmy pacjentów, u których w przeszłości stosowano jakiekolwiek leczenie immunomodulacyjne lub immunosupresyjne, doustne lub ogólnoustrojowe kortykosteroidy w ciągu 10 dni poprzedzających badanie oraz pacjentów z chorobami wątroby, nerek i serca, takimi jak dusznica bolesna, zastoinowa niewydolność serca lub arytmia. Pacjentów podzielono na trzy grupy, według liczby zmian w istocie białej i stopnia zaawansowania choroby, przy użyciu wskaźnika ciężkości stwardnienia rozsianego (MSSS), który koryguje Skalę Rozszerzonej Niepełnosprawności (EDSS). Grupa A 10 pacjentów (9 kobiet i 1 mężczyzna) obejmowała pacjentów z nawrotami choroby (RR) lub pierwotnym progresywnym przebiegiem choroby (PP) w zakresie od 1,5 do 3 z jednym lub dwoma zmianami chorobowymi, grupa B 6 pacjentów (4 kobiety i 2 mężczyzn), z wtórnie progresywnym przebiegiem choroby (SP) w zakresie od 3 do 5 z dwoma lub trzema zmianami chorobowymi grupa C 5 pacjentów (4 kobiety i 1 mężczyzna) w zakresie od 5 do 7,5 z więcej niż trzema zmianami chorobowymi za pomocą badań MRI.

Materiał iniekcyjny: Enzym polimerazy DNA (dostępny w laboratoriach doświadczalnych jako polimeraza DNA) rozpuszczony w PBS w formie fiolki zawiera 6 ml/każdy. Każdemu pacjentowi zalecono zabranie 6 fiolek w czasie trwania terapii. Podano ją w formie iniekcji podskórnej, 0,1 cm3 dwa razy dziennie przez 24 tygodnie. Wszyscy pacjenci zgodzili się na tę terapię, a od wszystkich pobrano dwie kolejne próbki surowicy. Próbki surowicy były analizowane przed rozpoczęciem badań i dwa tygodnie po zakończeniu terapii. Zastosowano zestaw do testu ELISA na obecność przeciwciał PAI-I (American Diagnostic, Greenwich, CN,

USA), t-PA (klon Techno) i przeciwciał anty-MOG-IgG (Ana Spec), próbki osocza były odwirowywane na zimno, natychmiast oddzielane i przechowywane w temperaturze -70°C, a ilości były mierzone przy użyciu uprzednio zdiagnozowanych przeciwciał t-PA, PAI-1 i anty-MOG IgG.

zestawy, (wartości normalne PAI-1 n: 2,2-11,2 ng/ml , t-PA (n: 0,5-4,2 ng/ml) , anty-MOG IgG (zakres wykrywania 0,1-10 ng /ml).

1.1) Badanie ilościowe dla poziomu PAI-1 i t-PA: Pierwsze próbki, które zostały pobrane przed rozpoczęciem terapii, zostały zbadane w celu zmierzenia poziomu stężeń PAI-1 i t-PA poprzez porównanie absorbancji każdego dołka z szeregiem wartości absorbancji uzyskanych ze znanych stężeń PAI-1, zestawów t-PA w osoczu. Wyniki na poziomie PAI-1plazmy: (grupa A) ich poziomy PAI-1 wykazywały 6 wyższych fałdów72±66 ng/ml, ;(grupa B) dawały 4 wyższe fałdy 44±39 ng/ml, a (grupa C) wykazywały 2 wyższe fałdy 24±21, podczas gdy poziomy t-PA wynoszą 0,3±0,2 ng/ml w grupie A, 1,6±0,4 ng/ml w grupie B; oraz 4,5±1,2 ng/ml w grupie C (tabela 1). To nie jest randomizowane badanie kontrolowane.

Tabela (1): **Porównanie poziomu w osoczu dla t- PA i PAI-1 przed i po leczeniu**

		Grupa A (10 pacjentów) (8F i 1M)	Grupa B (6 pacjentów) (4F i 2M)	Grupa C (5 pacjentów) (5F i 1M)	ANOVA (sig.)
PAI-1 Poziom	Przed rozpoczęciem terapii	72+66ng/ml	44+39ng/ml	24+21ng/ml	0,242 b(NS)
	Po terapii	18+1,2ng/ml	13,5+1,5ng/ml	11,5+2,3mg/ml	0,000 (HS)
	p (sig.)	0.018 (S)	0,08 (NS)	0,222 (NS)	
TPA Poziom	Przed rozpoczęciem terapii	0,3+0,2ng/ml	1,6+0,4ng/ml	4,5+1,2ng/ml	0,000 (HS)
	Po terapii	4,5+0,5ng/ml	4,0+0,6ng/ml	4,8+0,7ng/ml	0.09(NS)
	p (sig.)	0,0001 (HS)	0,0001 (HS)	0,642 (NS)	

1.2) Test ilościowy na miano przeciwciał anty-MOG-IgG:

Próbki surowicy 21 chorych na SM badano pod kątem obecności przeciwciał anty-MOG -IgG przed rozpoczęciem badania i dwa tygodnie po zakończeniu terapii. Zastosowano zestaw ELISA na obecność przeciwciał anty-MOG -IgG (Ana Spec) (zakres wykrywania 0,1-10 ng /ml), próbki osocza były odwirowywane na zimno, natychmiast oddzielane i przechowywane w temperaturze -20°C, a ich ilość była mierzona przy użyciu przeciwciał anty-MOG -IgG, które wcześniej były zestawami diagnostycznymi, Poziom przeciwciał anty-MOG IgG był oznaczany u wszystkich badanych pacjentów z SM, a uzyskane wyniki porównano z kontrolami dodatnimi i ujemnymi przed rozpoczęciem badania i dwa tygodnie po zakończeniu terapii. Miano przeciwciał anty-MOG: w grupie A ich poziom wynosił (32-88 ng/ml), w grupie B (40-380 ng/ml) i grupie C (400- 850 ng/ml).

Wyniki badań Wolontariuszy

Statystyki: Badania przeprowadzono u 21 pacjentów - 4 mężczyzn (19,04%) i 17 kobiet (80,96%) z rozpoznaniem klinicznym SM, ich wiek wahał się od 22 do 46 lat ze średnią 33,57 lat (SD ± 7,65) (tab. **2**).

Tabela (2): Dane opisowe badanych pacjentów

		Zasięg	Mean± SD
Wiek (lata) "n=21"		22-46	33.57± 7.65
		Liczba %	
płeć	Mężczyzna	4	19.04
	Kobieta	17	80.9

Analizę statystyczną przeprowadzono z wykorzystaniem SPSS 21.0. Wyniki przedstawione są w procentach, średnia ±SD. Zmienne ciągłe porównywano za pomocą testu t, a zmienne kategoryczne analizowano za pomocą testu $\chi 2$. Analizy korelacji zostały przeprowadzone przy użyciu Pearsona. We wszystkich statystykach zastosowano testy dwustronne, a ich wyniki uznano za istotne statystycznie przy P ≤0,05 i wysoce istotne P ≤0,005.

1.1) Wpływ polimerazy DNA na regulację wahań PAI-1 i t-PA w próbkach krwi

Druga próbka została pobrana dwa tygodnie po ostatniej iniekcji, a zebrane dane wykazały, że poziom PAI-1 w grupie A po interwencji obniżył się istotnie do 18±12 ng/ml, w grupie B 13,5±1,5 ng/ml i 11,5±2,3 ng/ml w grupie C. Poziomy t-PA wzrosły do 4,5±0,5 ng/ml w grupie A, 4,0±0,6 ng/ml w grupie B i 4,8±0,7 ng/ml w grupie C, wzrost ten był statystycznie istotny w grupach A i B, natomiast nieistotny w grupie C (**rysunek 6,7**).

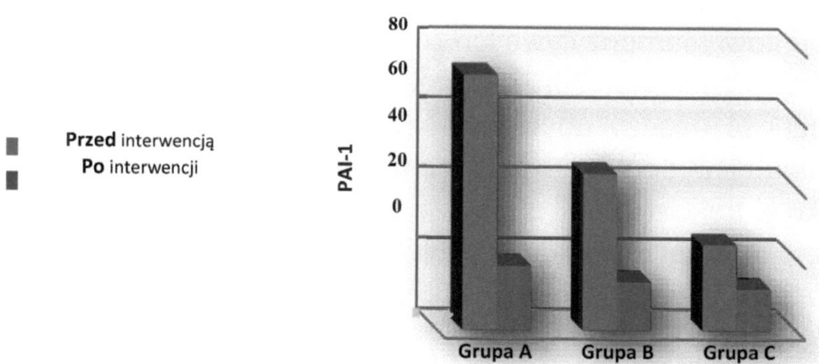

Rysunek (6): Porównanie poziomów PAI-1 w osoczu przed i po leczeniu.

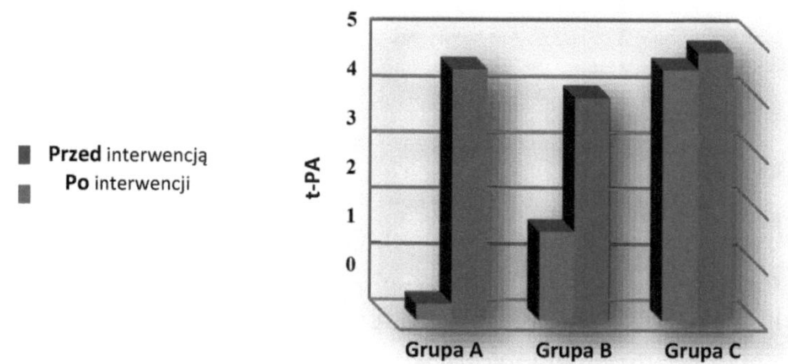

Rysunek (7): Porównanie poziomów t.PA w osoczu przed i po leczeniu.

1.2 Wpływ polimerazy DNA na regulację fluktuacji przeciwciał anty-MOG w próbkach surowicy.

Dane zebrane dwa tygodnie po ostatnim wstrzyknięciu na miano przeciwciał anty-MOG w próbkach surowicy pacjentów z MS wykazały, że u pacjentów seropozytywnych [grupa A 7 pacjentów wykazywała znamienny spadek miana przeciwciał do 8-12 ng/ml,2 pacjentów wykazywało 10-14 ng/ml], w grupie B 5 pacjentów wykazywało 15-19 ng/ml, u jednego pacjenta 23 ng/ml, podczas gdy w grupie C u wszystkich badanych pacjentów seropozytywnych odnotowano wyraźny spadek miana przeciwciał 30-67 ng/ml. Wyniki te wykazały istotną zależność między obniżeniem poziomu miana przeciwciał a zmianami w obrazowaniu rezonansu magnetycznego mózgu (MRI) w trakcie terapii a tym, że przeciwciała anty-MOG mogą służyć jako narzędzie diagnostyczne i być może prognostyczne u pacjentów z MS (ryc. **8**).

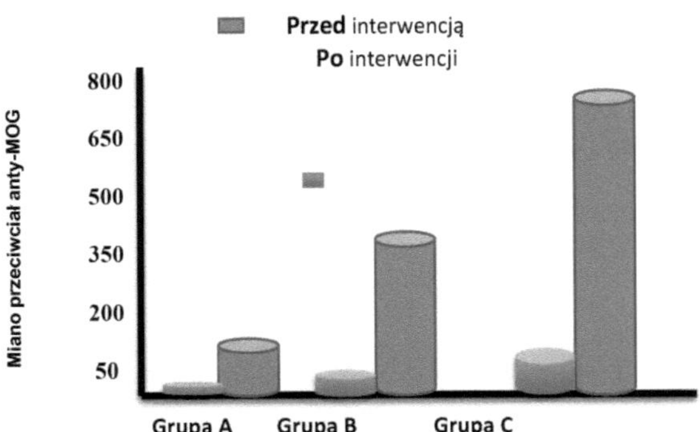

Rysunek 8 Miano przeciwciał anty-MOG: w grupie A było (32-88 ng/ml), grupie B (40-380 ng/ml) i grupie C (400- 850 ng/ml). Dane zebrane dwa tygodnie po ostatniej iniekcji dla próbek surowicy pacjentów z MS wykazały, że u 7 pacjentów seropozytywnych z grupy (A) istotnie zmniejszyło się miano przeciwciał do 8-12 ng/ml, u 2 pacjentów 10-14 ng/ml], w grupie (B) 5 pacjentów 15-19 ng/ml, u 1 pacjenta 23 ng/ml,

natomiast w grupie C u wszystkich badanych pacjentów seropozytywnych odnotowano wyraźny spadek miana przeciwciał do 30-67 ng/ml. Wyniki te wykazały istotną zależność między wpływem polimerazy DNA jako interwencji terapeutycznych, zmniejszeniem poziomu miana przeciwciał i zmianami w obrazowaniu rezonansu magnetycznego mózgu (MRI) w trakcie terapii, a przeciwciałami anty-MOG mogą służyć jako narzędzie prognostyczne u pacjentów z MS.

Wyniki badań wykazały, że w grupie A Skali Statusu Niepełnosprawności (Disability Status Scale - EDSS) zmiana z 3 na 0 wraz ze zmniejszeniem liczby i objętości zmian oraz brakiem nowych lub powiększających się zmian na obrazie MRI ważonym metodą T2, w grupie B zmiana z 5 na 1 wraz ze zmniejszeniem liczby i objętości zmian oraz brakiem nowych lub powiększających się zmian na obrazie MRI ważonym metodą T2 oraz w grupie C zmiana z 8 na 3 wraz ze zmniejszeniem liczby i objętości zmian oraz brakiem nowych lub powiększających się zmian na obrazie MRI ważonym metodą T2.

Dyskusja

Obecnie dostępnymi lekami w leczeniu nawracających remisji SM są kortykosteroidy, takie jak metyloprednizolon i inne immunomodulatory, w tym rekombinowane formy interferonu B, oraz cyklofosfamid (28). Nowe doniesienia o korzystnym wpływie kwasu fumarowego, jego pochodnych estrowych (29) i inozyny na powrót do zdrowia pacjentów z SM. Chociaż leki te są w stanie spowolnić postęp choroby i poprawić intensywność nawrotów choroby, mają one ograniczoną skuteczność i nie mają wpływu na pewną część pacjentów, którzy cierpią na postępującą postać SM, która nie ma skutecznej terapii. Niniejsze badanie wprowadza nowe odkryte funkcje farmakologiczne enzymu polimerazy DNA jako potencjalnego leku na SM. Polimeraza DNA jest niezbędnym enzymem do regulacji wielu fizjologicznych funkcji komórkowych, takich jak naprawa DNA, transkrypcje genów, progresja cyklu komórkowego, śmierć komórki, funkcja chromatyny i stabilność genomowa. Nic dziwnego, że komórki we wszystkich organizmach zawierają wiele wysoko wyspecjalizowanych polimerazy DNA; większość z nich została niedawno odkryta.Jednym z głównych zadań polimerazy jest naprawa przeciwstawnych zmian szablonowych poprzez proces znany jako synteza translacyjna. W niniejszym badaniu wprowadzamy polimerazę DNA (określaną jako SS6) jako nową interwencję terapeutyczną w formie fiolki, którą należy wstrzyknąć podskórnie, aby przywrócić poziom PAI-I do wartości prawidłowych. PAI-1 może działać jako "przełącznik molekularny" w obrębie macierzy pozakomórkowej, który reguluje progresję migracji komórkowej. Korzyści kliniczne wynikające z leczenia polimerazą DNA u pacjentów z MS mogą częściowo wynikać ze zdolności polimerazy DNA (określanej jako SS6) do kontrolowania interakcji komórka-matryca ten regulujący sposób stanowi mechanizm ochronny usuwania złogów fibryny, które nasilają uszkodzenia aksonów i sprzyjają regeneracji poprzez aktywację czynników wzrostu. Podwyższone stężenie PAI-1 w osoczu odnotowano w przypadku zakażeń i w czasie ciąży, natomiast podwyższone stężenie płynu mózgowo-rdzeniowego (CSF) w niektórych chorobach neurologicznych. W naszym nowym podejściu polegaliśmy przede wszystkim na wyjaśnieniu roli enzymu polimerazy DNA (określanego jako SS6) w aktywowaniu procesu fibrynolizy, zrobiono kilka kroków w kierunku zbadania roli polimerazy DNA jako induktora fibrynolizy. Poprzednie raporty wykazały, że zmiany w poziomie t-PA korelują z postępem choroby. Rola t-PA w MS nie jest jeszcze znana. Funkcje t-PA pośredniczą w aktywacji mikrogleju, czyli "komórek odpornościowych" OUN. Ustalono, że wstrzyknięcie polimerazy DNA (określanej jako SS6) aktywuje czynniki fibrynolityczne, które mogą być wykorzystane jako terapeutyczny potencjał w leczeniu pacjentów z SM. w badaniu porównawczym działania enzymu t-PA i polimerazy DNA (określanego jako SS6) na wzmocnienie procesu fibrynolizy in vitro dodano różne stężenia t-PA i polimerazy DNA powyżej oczyszczonego skrzepu fibryny plus plazminy jako czynnika wewnętrznego i pozostawiono do inkubacji na 300 s, oczyszczone skrzepy fibryny były lizowane z dodatkiem enzymu t-PA, a polimerazy DNA o różnym stopniu lizy fibryny zależy od stężenia każdego z nich. W celu zbadania szybkości rozpuszczania fibryny zastosowaliśmy fluorescencyjne badanie uwalniania przy użyciu żeli gruboziarnistych fibryny znakowanych FITC. Objętość 100,ul polimeryzującego fibrynogenu (2 mg/ml) zawierająca 0.2 mg/ml FITC-fibrynogenu umieszczono na dnie kuwety i pozostawiono na ponad 90 min. do polimeryzacji w celu utworzenia gruboziarnistego żelu fibrynowego o grubości 2 mm w celu wykrycia uwalniania fluorescencyjnych produktów degradacji, mierzono w spektrometrze luminescencyjnym w temperaturze pokojowej wzrost intensywności emisji fluorescencji podczas plazminowej degradacji fibryny spowodowany generowaniem ugaszonych fragmentów, wyniki wykazały, że polimeraza DNA (nazywana SS6) była prawie skuteczna w rozpuszczaniu fibryny jak t-PA. Podobieństwo to może wynikać z autokatalitycznej konwersji Glu-plasminy do Lys-plasminy, która miała nastąpić w trakcie eksperymentu, a potencjał fibrynolityczny polimerazy DNA intensyfikował proces fibrynolizy szybciej niż t-PA w wysokim stężeniu, Wyniki te udowodniły, że polimeraza DNA może aktywować proces fibrynolizy szybciej niż znany wcześniej efekt enzymu t-PA i może być stosowana jako jeden z preferowanych stymulatorów procesu fibrynolizy. Zbadaliśmy rolę α2-antyplasminy jako inhibitora działania polimerazy DNA na skrzep fibrynowy, dodaliśmy α2-antyplasminę do skrzepu fibrynogenu FITC i pozwoliliśmy na polimeryzację przez ponad 2 h z plazminą jako czynnikiem wewnętrznym, po czym dodaliśmy 0.3 ml polimerazy DNA (określanej jako SS6) i pozostawionej do inkubacji na 300 s, dodatek antylazminy spowolnił tempo lizy fibryny przy wszystkich stężeniach polimerazy DNA i wyraźnie obniżył intensywność emisji fluorescencji w wyniku zatrzymania produktów fluorescencji. Badamy przeciwzapalne działanie polimerazy DNA u zwierząt laboratoryjnych jako ślady vivo, stosujemy kombinację TNF i Mycobacterium tuberculosis jako środek indukujący zapalenie stawów i wstrzyknęliśmy 7 myszy z 0,1 mg/ml kombinacji TNF i Mycobacterium tuberculosis śródskórnie przez 21 d, a stopień zapalenia stawów oceniany był w następujący sposób: 0, brak oznak zapalenia; 1, łagodne zapalenie błony maziowej; 2, ciężkie zapalenie błony maziowej; 3, ciężkie zapalenie błony maziowej z łagodnym zniszczeniem chrząstki i kości; 4, ciężkie zapalenie błony maziowej z ciężkim zniszczeniem chrząstki i kości. Pięć myszy z grupy kontrolnej otrzymywało dwa razy na dobę 0,01 j.m. polimerazy DNA przez 23 d w wyniku wstrzyknięć śródskórnych, dwie myszy z grupy kontrolnej nie otrzymywały tego zastrzyku (grupa kontrolna), u myszy z grupy kontrolnej stwierdzono drastyczną poprawę wszystkich objawów zapalenia stawów w wyniku badania klinicznego po tygodniu wstrzyknięć śródskórnych, u dwóch myszy z grupy kontrolnej stwierdzono ciężkie zapalenie błony maziowej i obrzęk od kostki do połowy karmy.Wyniki te dowiodły, że polimeraza DNA (nazywana SS6) ma działanie przeciwzapalne i może być stosowana jako inhibitor zapalenia stawów, co stanowi zaskakujący kontrast w stosunku do TNF, który inicjuje, zaostrza zapalenie stawów i stan zapalny. W celu zbadania tej interwencji terapeutycznej w odniesieniu do dwóch zaburzeń neurologicznych (EAN i EAE) jako zwierzęcego modelu stwardnienia rozsianego, sześciu starym samcom myszy 6-8-wk- podano 10 µg przy 0,05 mg/ml rekombinowanego Human Myelin Protein Zero (Abcam) rozcieńczonego roztworem albuminy bydlęcej (0.5 gm) jako adiuwant, wstrzyknęliśmy go podskórnie w tylne opuszki stóp przez 7 dni, podskórnie w plecy od 8 do 22 dnia, myszy były badane klinicznie w celu określenia aktywności choroby zgodnie z klinicznym systemem punktacji. 4 Myszy (grupa testowa) otrzymywały 0,01 j.m. polimerazy DNA (określanej jako SS6) dwa razy dziennie, począwszy od wystąpienia objawów neurologicznych, (9 d po uodpornieniu) i kontynuowały przez 22 d, dwie myszy nie otrzymywały tego zastrzyku (grupa kontrolna).wyniki uzyskane dla myszy z grupy testowej wykazały, że wpływ polimerazy DNA (określanej jako S6) jako nowej interwencji terapeutycznej wykazał znaczące całkowite zmniejszenie wyniku neurologicznego . Nasze eksperymenty postawiły klinicznie istotne pytanie, czy dane te mogą być wykorzystane jako obiecująca koncepcja w terapii stwardnienia rozsianego i innych chorób neurologicznych, zarówno profilaktycznie, jak i terapeutycznie. W badaniu pilotażowym dla Pacjenta z pierwotnym lub wtórnym postępującym stwardnieniem rozsianym z nawrotem choroby, Pacjent z wynikiem EDSS [1,0 do 8,0 i miał co najmniej dwie nieme klinicznie zmiany w badaniu MRI ważonym T2, o rozmiarze co najmniej 3 mm].i wszystkie one były seropozytywne na przeciwciała anty-MOG -IgG. Podzieliliśmy je na trzy grupy w zależności od liczby zmian w istocie białej i stopnia zaawansowania choroby, stosując wskaźnik ciężkości stwardnienia rozsianego (MSSS), który koryguje rozszerzoną skalę statusu niepełnosprawności (EDSS). Grupa A 10 pacjentów (9 kobiet i 1 mężczyzna) obejmowała pacjentów z nawrotami choroby (RR) lub pierwotnym progresywnym przebiegiem choroby (PP) w zakresie od 1,5 do 3 z jednym lub dwoma zmianami, grupa B 6 pacjentów (4 kobiety i 2 mężczyzn), z wtórnie progresywnym przebiegiem choroby (SP) w zakresie od 3 do 5 z dwoma lub trzema zmianami oraz grupa C 5 pacjentów (4 kobiety i 1 mężczyzna) w zakresie od 5 do 7,5 z więcej niż trzema zmianami za pomocą badań MRI. I radzimy każdemu pacjentowi, aby w czasie trwania terapii wziął 6 fiolek, zostało to podane w formie iniekcji podskórnej, 0,1 cc dwa razy dziennie przez 24 tygodnie. Wszyscy pacjenci zgodzili się na tę terapię, a od wszystkich pobrano dwie kolejne próbki surowicy. Próbki surowicy były analizowane przed rozpoczęciem badań, a ich ilość mierzono metodą ELISA t-PA i PAI-1 (wartości prawidłowe PAI-1 n: 2,2-11,2 ng/ml i t-PA (n: 0,5-4,2 ng/ml). Pierwsze próbki, które zostały pobrane przed rozpoczęciem terapii, zostały zbadane w celu zmierzenia poziomu stężeń PAI-1 i t-PA poprzez porównanie absorbancji każdego dołka z szeregiem wartości absorbancji uzyskanych ze znanych stężeń PAI-1, zestawów t-PA w osoczu. Wyniki na poziomie PAI-1plazmy: (grupa A) ich poziomy PAI-1 wykazywały 6 wyższych fałdów72±66 ng/ml, ;(grupa B) dawały 4 wyższe fałdy 44±39 ng/ml, a (grupa C) wykazywały 2 wyższe fałdy 24±21, podczas gdy poziomy t-PA wynoszą 0,3±0,2 ng/ml w grupie A, 1,6±0,4 ng/ml w grupie B; oraz 4,5±1,2 ng/ml w grupie C (tab.2). Druga próbka została pobrana dwa tygodnie po ostatniej iniekcji, a zebrane dane wykazały, że poziom PAI-1 w grupie A obniżył się istotnie po interwencji do 18±12 ng/ml, w grupie B 13,5±1,5 ng/ml i 11,5±2,3 ng/ml w grupie C. Poziom t-PA wzrósł do 4,5±0,5 ng/ml w grupie A, 4,0±0,6 ng/ml w grupie B i 4,8±0.7 ng/ml w grupie C, wzrost ten był istotny statystycznie w grupach A i B, podczas gdy nie był istotny w grupie C, Wyniki uzyskane w tym badaniu wykazały pozytywny związek między aktywnymi procesami MS i podwyższonych poziomów PAI-1 w osoczu, jak również bezpośredni związek między iniekcjami polimerazy DNA, zmniejszenie poziomu PAI-1 regresji w liczbach zmian w mózgu i poprawy ich poziomu zdolności, to wyjaśni rolę tej terapii w leczeniu nawrotów remitting MS, które ostatecznie doprowadzi do nowej generacji leków jako leku regenerującego. Oprócz aktywności farmakologicznej opisywanego peptydu, niniejsze badanie sugeruje, że polimeraza DNA pełni funkcję immunomodulacyjną. W badaniu próbek surowicy 21 pacjentów z SM na obecność przeciwciał anty-MOG -IgG przed rozpoczęciem badania i ocenie ich stężenia Tygodnie po zakończeniu terapii dokonano kolejnej oceny. Poziom przeciwciał anty-MOG IgG Miano przeciwciał anty-MOG: w grupie A ich poziom przeciwciał anty-MOG wynosił (32-88 ng/ml), w grupie B (40-380 ng/ml) i grupie C (400- 850 ng/ml)

.Dane zebrane dwa tygodnie po ostatniej iniekcji w próbkach surowicy pacjentów z MS wykazały, że u 7 pacjentów seropozytywnych w grupie (A) istotnie zmniejszyło się miano przeciwciał do 8-12 ng/ml,2 pacjentów wykazało 10-14 ng/ml], w grupie (B) 5 pacjentów wykazało 15-19 ng/ml, u jednego pacjenta 23 ng/ml, natomiast w grupie C u wszystkich badanych pacjentów seropozytywnych odnotowano wyraźny spadek miana przeciwciał 30-67 ng/ml. Wyniki te wykazały istotną zależność między obniżeniem poziomu miana przeciwciał a zmianami w obrazowaniu rezonansu magnetycznego mózgu (MRI) w trakcie terapii, a przeciwciała anty-MOG mogą służyć jako narzędzie diagnostyczne i być może prognostyczne u pacjentów z MS. Badanie to i jego obiecujące wyniki mogłyby stanowić krok w kierunku bardziej wiarygodnego rozwiązania globalnego problemu. Z drugiej strony, musimy przyznać, że istniało ograniczenie dotyczące naszych badań ze względu na małą liczebność próby, która wyłoniła się z ograniczonej liczby przypadków MS znalezionych w Kairze, a także ograniczony budżet, więc podkreślamy, że dalsze rozszerzone i żmudne badania są potrzebne do oceny korzyści i wartości naszej nowej terapii.

Wniosek

Niniejsze badania badają i demonstrują korzystny wpływ wstrzykiwanej polimerazy DNA (określanej jako SS6) na aktywne i adaptatywne modele EAE i ENA. Fakt, że związek ten był odporny na wstrzykiwanie śródskórne i podskórne. Korzystny wpływ peptydu (określanego jako SS6) w modelu szczurów dodatkowo wspiera skuteczność tego peptydu u pacjentów ze stwardnieniem rozsianym w zaawansowanym stadium choroby oraz u osób cierpiących na postępującą postać stwardnienia rozsianego, które obecnie nie ma dostępnych skutecznych metod leczenia.

Podziękowanie

Dziękujemy wszystkim wolontariuszom za udział, doktorowi Niveenowi S, a doktorowi Nada S za pomoc doktorowi Essamowi El wasslowi za przemyślaną dyskusję i krytyczną recenzję rękopisu szczególne podziękowania dla dr Mohameda Szeryfa

REFERENCJE

1. Dhib-Jalbut S. Patogeneza uszkodzeń mieliny/oligodendrocytów w stwardnieniu rozsianym. Neurologia 2007;68:S13e21.

2. Lisak RP, Hohlfeld R. Neurodegeneracja, neuroprotekcja, komórki glejowe i mielinę w stwardnieniu rozsianym. Neurologia 2007;68:S1.

3. Lassmann H. Stwardnienie rozsiane: czy istnieje neurodegeneracja niezależna od inflammation? J Neurol Sci 2007;259:3e6.

4. S. M. Orton, B. M. Herrera, I. M. Yee et al., "Sex ratio of multiple sclerosis in Canada: a longitudinal study," *Lancet Neurology*, vol. 5, no. 11, pp. 932-936, 2006.

5. S. V. Ramagopalan, I. M. Yee, D. A. Dyment et al., "Parentof origin effect in multiple sclerosis : observations from interracial matings", *Neurology*, vol. 73, no. 8, s. 602-605, 2009.

6. J. H. Noseworthy, C. Lucchinetti, M. Rodriguez i B. G. Weinshenker, "Multiple sclerosis", *The New England Journal of Medicine*, vol. 343, no. 13, pp. 938-952, 2000.

7. M. Rodriguez, "Czy w końcu zidentyfikowaliśmy autoimmunologiczną chorobę demielinizacyjną?" *Annale Neurologii*, tom 66, nie. 5, s. 572-573, 2009 r.

8. Y. Saeki, T. Mima, S. Sakoda et al., "Transfer stwardnienia rozsianego do ciężkich zespolonych niedoborów odporności przez komórki jednojądrowe z płynu mózgowo-rdzeniowego pacjentów," *Proceedings of the National Academy of Sciences of the United States of America*, vol. 89, no. 13, pp. 6157-6161, 1992.

9. Q. Hao, T. Saida, M. Nishimura, K. Ozawa i K. Saida, "Failure to transfer multiple sclerosis into severe combined immunodeficiency mice by mononuclear cells from CSF of patients", *Neurology*, vol. 44, no. 1, pp. 163-165, 1994.

10. Sawcer S, Hellenthal G, Pirinen M. et al., "Genetic risk and a primaryrole forcell-mediatedimmunemechanismsinmultipleple sclerosis," Nature,vol.476,no.7359,pp.214-219,2011.

11. Zivković M1, Starčević Čizmarević N2, Lovrečić L3 i in., Rola polimorfizmów TPA I/D i PAI-1 4G/5G w stwardnieniu rozsianym. Dis Markers. 2014:362708, 2014.

12. Baranzini SE, Nickles D. Genetyka stwardnienia rozsianego: pływanie w oceanie danych. Aktualna opinia w sprawie neurologii. 25(3):239–245, 2012.

13. East E, Baker D, Pryce G, et al., "A role for the plasminogen activator system inflammation and neurodegeneration in the central nervous system during experimental allergic encephalomyelitis", American Journal of Pathology, vol. 167, no. 2, pp. 545-554, 2005.

14. Gveri´c D, Herrera B, Petzold A, et al., "Impaired fibrinolysis in multiple sclerosis: a role for tissue plasminogen activator inhibitors," Brain, vol.126, no. 7, pp.1590-1598,2003.

15. Stoop A., Meijer, M. & Horrevoets, A.J.G. Moleculer rozwija się w aktywatorze plazminogenu. Trendy. Cardivasc. Med., 7,47-51, 1997.

16. Sutton R, Keohane ME, Van der Berg SR, Gonias SL. Inhibitor aktywatora plazminogenu-I w płynie mózgowo-rdzeniowym jako wskaźnik choroby neurologicznej. Fibrynoliza koagulowa krwi; 5:167-71, 1994.

17. Calabresi P, Napolitano M, Centonze D, Mar®a GA, Gubellini P, Teule MA et al. Tkankowy aktywator plazminogenu kontroluje wiele form plastyczności synaptycznej i pamięci. Eur J Neurosci 12: 1002±12, 2000.

18. Gveric D, Cuzner ML, Newcombe J. Insulinopodobne czynniki wzrostu i białka wiążące w płytkach stwardnienia rozsianego. Neuropathol Appl Neurobiol 25: 215±25, 1999

19. Stefansson, S & Lawrence, D.A. Serpina PAI-1 hamuje migrację komórkową blokującą integrynę α V β 3 wiążącą się z vitornetyną. Natura, 383,441-443. 2005

20. Brutlag, D. i Kornberg, A. (1972) Enzymatyczna synteza kwasu dezoksyrybonukleinowego. XXXVI. Funkcja korygowania aktywności egzonukleazy 30,50 polimerazy kwasu dezoksyrybonukleinowego. J. Biol. Chem., 247, 241-248.

21. Muzyczka, N. , Polska, R.L. i Bessman, M.J. (1972) Badania biochemicznych podstaw mutacji. I. Porównanie polimerazy kwasu dezoksyrybonukleinowego mutatora, antymutatora i dzikich szczepów bakteriofagów T4. J. Biol. Chem., 247, 7116-7122.

22. Kunkel, T. (1988) Korekta Exonukleolityczna. Komórka, 53, 837-840.

23. Goldsby,R.E. , Hays,L.E., Chen,X., Olmsted,E.A., Slayton,W.B., Spangrude,G.J. and Preston,B.D. (2002) High incidence of epithelial cancers in mice deficient for DNA polymerase d proofreading. Proc. Natl Acad. Sci. USA, 99, 15560-15565.

24. Speyer,J.F. , Karam,J.D. i Lenny,A.B. (1966) O roli polimerazy DNA w selekcji bazowej. Cold Spring Harb. Symp. Ilość. Biol., 31, 693-697.

25. Franklin MC, Wang J i Steitz TA. Struktura kompleksu replikacyjnego polimerazy DNA z rodziny pol-Alfa. Komórka 105: 657-667, 2001.

26. Prakash S, Johnson RE, Prakash L. Eukariotyczna synteza translezji polimerazy DNA: Specyfika struktury i funkcji. Annu Rev Biochem74:317-353, 2005.

27. Akenami, F.O., Koskiniemi, M. & Farkkila, MCerebrospinal fluid plazminogen activator inhibitor-1 u pacjentów z chorobą neurologiczną .J. clin. Pathol. , 50,157-160 1997.

28. Penton-Rol G, Cervantes-Llanos M, Cabrera-Gomez JA, Alonso-Ramirez R, Valenzuela-Silva C, Rodriguez-Lara R, i in. Leczenie interferonami typu I indukuje regulacyjny podzbiór komórek T w komórkach jednojądrowych krwi obwodowej pochodzących od pacjentów ze stwardnieniem rozsianym. Int Immunopharmacol 2008; 8:881e6.

29. Hong J, Li N, Zhang X, Zheng B, Zhang JZ. Indukowanie limfocytów T regulatorowych CD4þCD25 przez kopolimer-I poprzez aktywację czynnika transkrypcyjnego Foxp3. PNAS2005;102:6449e54

Cytat: Salah S (2016) Nowatorskie podejście do leczenia pacjentów ze stwardnieniem rozsianym przy użyciu polimerazy DNA. J Alzheimers Dis Parkinsonism 6: 235. doi: 10.4172/2161-0460.1000235
Strona

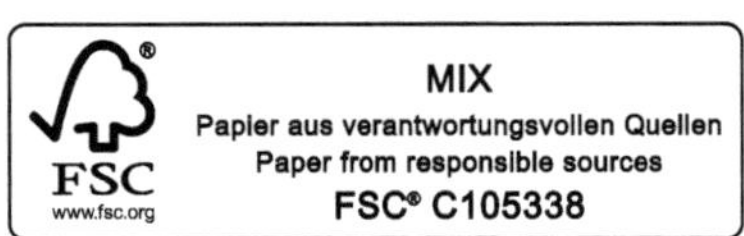

Printed by Books on Demand GmbH, Norderstedt / Germany